TRAITEMENT
LOCAL
DE LA RAGE.

TRAITEMENT
LOCAL
DE LA RAGE,
ET
DE LA MORSURE
DE LA VIPERE;

Par M. LE ROUX, *Chirurgien-Major-Militaire, & de l'Hôpital-Général de Dijon, Correspondant de la Société Royale de Médecine, &c.*

A EDIMBOURG,
Et se trouve à PARIS,
Chez THÉOPHILE BARROIS le jeune, Libraire, quai des Augustins, n° 18.

M. DCC. LXXXV.

TRAITEMENT
LOCAL
DE LA RAGE.

EXPOSITION.

APRÈS avoir remporté le premier prix de la ſociété royale de médecine, ſur le traitement de la rage, en 1783, je m'occupois toujours de cet objet important, lorſqu'au mois de mai de la même année, j'eus occaſion de lire l'ouvrage de M. l'abbé Fontana ſur le venin de la vipère. En admirant la multitude d'expériences qu'a faites ce célèbre phyſicien, je crus m'appercevoir qu'il avoit pris le change ſur leur réſultat, & qu'en voulant détruire l'irritation nerveuſe, pour établir l'action du poiſon de la vipère ſur le ſang ; toutes ſes opérations prouvoient évidemment contre le ſyſtême qu'il avoit adopté. Je relus, avec encore plus d'attention, ſon ouvrage ; & du doute, je paſſai à la certitude.

Pénétré de la vérité dont je venois de me convaincre, je compoſai un mémoire ſous le titre de *Remarques critiques ſur l'ouvrage de M. l'abbé Fontana, concernant le poiſon de la vipère*, dans lequel je rétablis l'irritation nerveuſe locale dans tous ſes droits, où je démontre en quoi elle conſiſte, par les expériences même de l'auteur que je viens de citer, & où je propoſe un traitement des morſures de vipère, plus méthodique que ceux qu'on a ſuivis juſqu'à préſent. J'y ai réuni huit obſervations ſur la puſtule maligne que je traite dès 1761, par les inciſions en étoiles, & la cautériſation avec les cauſtiques.

Cet ouvrage devoit faire ſuite à ma diſſertation ſur la rage. Mon intention étoit de les publier enſemble, de ſorte que dans le même volume on auroit trouvé réuni tout ce qu'il y avoit de plus assuré, jusqu'à présent, sur la nature, les causes de trois maladies affreuses qui désolent la province de Bourgogne, & sur leur traitement.

Ce fut alors qu'il me fut demandé un extrait de ma dissertation sur la rage : je crus faire mieux en présentant l'ouvrage entier, & en promettant d'y joindre un extrait contenant le traitement des morsures de vipère & de la pustule maligne.

Je renonçois par-là au bénéfice de l'édition que je préparois, & offrois un ouvrage infiniment plus intéressant & plus instructif qu'un simple extrait.

En effet, la plupart de ces descriptions sèches de maladies & de traitement, quand même on y réuniroit des détails très-étendus, comme cela a été fait, ne font qu'une impression superficielle sur l'esprit de beaucoup de personnes, & en rebutent d'autres par la difficulté apparente ou réelle de l'exécution. Elles ne sont pas capables de contre-balancer les préjugés, les opinions superstitieuses, les erreurs établies de temps immémorial. Il faut, pour parvenir à ce but, un ensemble de preuves, un enchaînement de faits qui se soutiennent mutuellement, captivent l'attention, & portent enfin la conviction dans les esprits. C'est, je crois, la seule manière d'instruire véritablement, & qui puisse faire une impression réelle sur les lecteurs, de quelque classe qu'ils soient. Les exemples, en médecine, tiennent lieu d'expérience, & s'effacent difficilement.

Mes offres n'ayant point été acceptées, l'administration de Bourgogne ordonna à MM. Enaux & Chaussier de rédiger un précis de la meilleure méthode curative de la rage, &c.

Très-certainement, l'intention de MM. les élus-généraux n'a jamais été qu'on dépouillât un citoyen, qui s'est consacré à l'utilité publique, du fruit de ses veilles & de l'honneur d'avoir été utile à sa patrie. Ils savent que cet honneur, plus précieux que les biens de la fortune, est l'unique récompense que desirent les ames honnêtes & sensibles. Chargés d'exciter ce noble sentiment dans une grande province, d'y faire croître les talens vraiment utiles, d'encourager ceux qui s'y distinguent, ils n'ont demandé qu'un combat d'émulation, & ont desiré qu'on fît l'honneur à chacun de ses idées particulières : leurs ordres n'ont point été exécutés.

De toutes les propriétés, celle qui est le fruit des méditations, soit dans les sciences, soit dans les arts, devroit être la plus respectée. C'est celle qui coûte le plus de peine à acquérir, & qui tient le plus essentiellement à nous-mêmes ; cependant par une fatalité qu'on ne peut trop déplorer, elle est la moins ménagée.

Parmi ceux qui travaillent sur le fonds d'autrui, on doit distinguer les compilateurs de bonne-foi qui rendent hommage à la vérité. Ils peuvent encore mériter quelques éloges, en rapprochant plusieurs objets épars, qu'on est quelquefois charmé de trouver réunis.

Mais il est un art, par lequel, sans avoir l'air de déprimer un auteur, sans même, pour ainsi dire, ne le citer que dans la foule de ceux qui ont écrit sur le même sujet, on le dépouille, avec adresse, du fruit de ses travaux. Cet art est perfide! c'est celui que MM. Enaux & Chaussier ont employé contre moi, dans un ouvrage, qui a pour titre, *Méthode de traiter les morsures des animaux enragés, &c. imprimé à Dijon, chez Defay, 1785.*

Il est bien difficile de croire que les approbations qu'ils ont obtenues de plusieurs compagnies savantes, leur aient été accordées sur leur ouvrage, tel qu'il a été imprimé : il est plus naturel de penser qu'ils ont présenté un manuscrit qui paroissoit ne pouvoir nuire à personne, & qu'après l'approbation, ils ont ajouté le discours préliminaire, qui est absolument dirigé contre moi, & dans le corps de l'ouvrage, des notes & assertions que nous aurons occasion d'examiner.

Pour se disculper de ce soupçon fondé, il faudroit rapporter, suivant la règle établie, un manuscrit conforme à l'imprimé, paraphé à chaque page par les commissaires, qui ont fait l'office de censeurs, & des approbations absolument semblables à celles qui sont imprimées à la tête de leur ouvrage, ſignées de tous les commiſſaires ſans exception.

Il eſt plus que probable que le diſcours préliminaire n'a point été préſenté à la ſociété royale de médecine. Cette compagnie célèbre & équitable n'auroit pas ſouffert que les auteurs euſſent attribué à d'autres & à eux-mêmes, ce qui peut m'appartenir; elle n'auroit pas permis qu'ils euſſent avancé, page 34 du même diſcours, que je n'avois fait que partager le prix ſur la rage, tandis que, dans les papiers du temps, il eſt dit que mon ouvrage *a été préféré*, & que dans ſes mémoires, pour 1783, où il eſt imprimé, il eſt ſpécifié qu'*il a remporté le premier prix*.

Ayant été inſtruit, par des perſonnes dignes de foi, du tort que l'on ſe préparoit à me faire, je crus devoir en avertir les auteurs, par une lettre inſérée dans la feuille de Dijon du mardi 18 janvier 1785. Je joignis à cette lettre, un extrait de ma diſſertation ſur la rage, de mon travail ſur la morſure de la vipère, & le traitement de la puſtule maligne.

Cet opuſcule avoit pour objet principal d'instruire le public de mes opinions, & de le rendre juge de la ressemblance, que celles de MM. Enaux & Chaussier auroient avec elles. C'étoit un service réel que je rendois à ces MM. & qui a été pris bien différemment. Ils avoient le temps de changer de plan, & de donner des choses nouvelles, puisque leur ouvrage n'a été imprimé que plus de trois mois après. Apparemment que ce changement difficile n'a pas été en leur pouvoir; il paroît, au contraire, qu'ils ont encore profité de mon extrait pour le traitement des morsures de vipère & de la pustule maligne.

Cependant, quoiqu'il soit de droit naturel de réclamer son bien, sans que personne puisse le trouver mauvais, j'en aurois fait le sacrifice, si l'intérêt public n'y avoit pas été impliqué. J'ai cru en défendant l'un, ne devoir pas négliger l'autre, & pour suivre un ordre, je répondrai dans la première partie, au discours préliminaire de MM. Enaux & Chaussier; dans la seconde, je discuterai briévement leurs trois traités: mes lecteurs décideront si j'ai rempli ces deux objets.

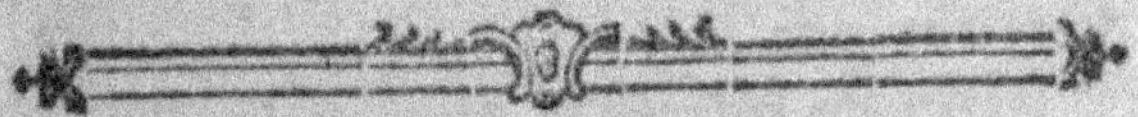

PREMIERE PARTIE.

PERSONNE n'a rendu plus de justice que moi aux anciens, ſur leur manière de traiter les perſonnes mordues par des animaux enragés ; il n'y a qu'à lire mes deux ouvrages ſur la rage, pour en être convaincu (1). Sans doute, *il n'y a jamais eu qu'un ſeul principe, qu'une ſeule méthode de préſerver de la rage*. La bave d'un animal enragé communique la rage à un autre animal ; quand elle eſt dépoſée dans une plaie. Il faut donc extraire cette bave, pour prévenir la maladie. La méthode eſt une conſéquence du principe, & l'une & l'autre ſe ſont préſentées à tous les bons eſprits. Mais ce principe étoit-il aſſez connu, & cette méthode étoit-elle aſſez développée par les anciens, pour en porter le nom, & être em-

(1) *Voyez* mes obſervations ſur la rage, pag. 22, & ma diſſertation, pag. 37, 61, 88.

ployée avec sûreté ? C'eſt ce que nous verrons par la ſuite.

Tout ce que MM. Enaux & Chauſſier ont écrit ſur ce ſujet, n'eſt qu'une répétition de ce que j'ai dit avant eux; ils ont ajouté, à la vérité, quelques auteurs à ceux que j'avois cités; au lieu du traitement de *Dioſcorides*, que j'ai rapporté page 24 de mes obſervations, ils ont tranſcrit celui de *Rufus*, qui n'en eſt qu'une ſervile copie. Le traitement de Dioſcorides étoit en général de ſcarifier profondément la plaie, d'y appliquer une ventouſe, pour en extraire le ſang corrompu, & enſuite un fer ardent (1). Rufus recommande d'agrandir la plaie, d'en exprimer le ſang, & d'y appliquer des cautères plus larges que la bleſſure (2).

Le premier qui ait ordonné les cauſtiques eſt *Mathiole*, commentateur de Dioſcorides. Pour s'accommoder à

---

(1) *Voyez* ce traitement avec ſes détails dans mes obſervations, pages 22 & 23.

(2) Diſcours préliminaire de MM. Enaux & Chauſſier, page 27.

la foiblesse des malades, il conseilloit de cautériser la plaie avec du sublimé.

J'ai rapporté très-exactement ce qu'il propose, dans mes observations sur la rage, page 23; mais pour n'avoir pas l'air de me copier toujours, MM. Enaux & Chaussier l'ont transcrit mot-à-mot d'une vieille traduction (1).

Cette pratique des anciens étoit subordonnée à leur théorie; ils croyoient que le venin pénétroit dans le sang au bout de quelques jours, qu'il gagnoit les parties intérieures, & qu'alors le traitement local devenoit inutile. C'est pourquoi Dioscorides recommande de pratiquer sa méthode locale dès le premier moment de la blessure, sans quoi ce seroit tourmenter le malade sans aucun fruit. Dans ce cas ils avoient beaucoup de confiance au traitement intérieur, contre l'opinion de mes adversaires; on en peut juger par la manière dont ils le prescrivoient; ils doubloient & triploient la dose de leurs poudres lorsque le blessé

(1) *Ibid.* page 28.

ne les commençoit que deux ou trois jours après la morſure, & ils faiſoient continuer ces drogues inutiles pendant quarante jours (1).

Qu'on liſe après cela les autres auteurs qui ont écrit ſur le traitement local juſqu'aux modernes, on verra qu'ils ont plus ou moins imité Dioſcorides. Tous ſont d'accord d'entretenir la plaie ouverte pendant quarante jours, & même de la cautériſer pluſieurs fois, ſi cela paroît néceſſaire.

Les modernes n'ont rien ajouté au traitement extérieur de Dioſcorides. Pluſieurs l'ont affoibli, & l'ont rendu moins efficace; d'autres l'ont abandonné tout-à-fait, parce que plus préoccupés encore que les anciens de l'exiſtence d'un poiſon pénétrant dans la maſſe du ſang & l'infectant, ils ont voulu, à quelque prix que ce fût, trouver un ſpécifique. Ceux qui ont conſervé le traitement local des an-

(1) *Voyez* ce qu'a écrit Dioſcorides ſur la rage, livre 5, depuis le chapitre 26 juſqu'au 29. *Voyez* auſſi le com. de Mathiole.

ciens, tout informe qu'il est, ne l'ont regardé que comme un moyen de diminuer les forces de l'ennemi puissant qu'ils croyoient avoir à combattre; mais ils ont eu presque tous la plus grande confiance au mercure, dans la persuasion qu'il étoit ce seul spécifique, pour lequel ils ont négligé l'essentiel. J'en pourrois citer une liste très-nombreuse, pour laquelle je renvoie au précieux recueil de M. *Andry*, que j'invoque à ce sujet, avec plus de raison que MM. Enaux & Chaussier. Ce n'est donc qu'après les essais malheureux qu'ils ont faits du mercure que quelques-uns sont revenus de leur prévention, & sont convenus que le traitement local étoit le plus efficace.

De ce nombre sont MM. Raimond & Fothergill seulement, encore n'est-ce chez eux qu'une présomption; car, ils ne citent aucun fait qui prouve qu'ils l'aient employé sans mêlange. Le seul peut-être, qui se soit borné à ce traitement, est M. Schmucker: & encore, quel traitement! peut-on le comparer au mien? Le voici tel que je l'ai rapporté page 36 de mes obſervations.

« Il lave la plaie immédiatement » après la morſure, y fait des ſacri- » fications profondes, *pour évacuer le* » *ſang*, dont il favoriſe la ſortie par » le moyen de l'eau chaude. Après » cela il excite la ſuppuration huit » ou dix jours de ſuite avec les can- » tharides en poudre & entretient la » plaie ouverte pendant un mois, en » la penſant avec des digeſtifs ».

A l'égard des van-Swieten, des Morgagni, des Lieutaud, que MM. Enaux & Chauſſier vantent avec tant d'emphaſe, comme des modèles à ſuivre (1), ils n'ont jamais pratiqué le traitement local, & ne ſont à cet égard, que des compilateurs, nous allons mettre à portée d'en juger.

Ce n'eſt point *van-Swieten* qui a donné de ſon chef le traitement local, c'eſt *Boerhaave*, (voyez §. 1143) qui l'a tiré de Dioſcorides; van-Swieten, en rapportant ce traitement dans ſes com-

---

(1) *Voyez* page 30 du diſcours préliminaire de MM. Enaux & Chauſſier.

mentaires, n'y a rien ajouté, il fait l'hiſtoire des auteurs & de leurs différentes obſervations ſur les cauſes & le ſiège de la rage, paſſe en revue les différens remèdes qui ont été vantés, & s'attache ſpécialement à démontrer combien le mercure, & ſur-tout la grande ſalivation qu'il procure, peut être utile. On peut aſſurer qu'il n'a rien donné qui lui appartienne, & qu'il n'a point avancé les connoiſſances ſur cette maladie; auſſi M. Andry n'en fait-il qu'une très-mince mention dans ſon recueil.

Eſt-il permis de mettre *Morgagni* dans le rang des praticiens ſages qui doivent ſervir à diriger dans le traitement de la rage? J'ai lu tout ſon article ſur cette maladie (1). La ſeule choſe qui ſoit relative au traitement local, eſt une citation qu'il fait, *N°. 26*, de *Foreſtus*, qui rapporte qu'un certain Gilbert, anglois, donnoit pour premier conſeil, lorſqu'on étoit appellé auprès d'une perſonne mordue par un

(1) *Vide Morg. de ſed. & cauſ. morb. lib.* 4, *epiſt.* 8.

animal enragé, *de laisser la plaie ouverte; & si elle se fermoit, de l'ouvrir aussi-tôt afin que la pourriture & la sanie puissent s'échapper.* Morgagni n'a point suivi cette pratique. Il cite beaucoup d'exemples d'enragés qui ont été baignés à la mer, qui sont morts, & dont il a examiné les entrailles, sans nous avoir appris la moindre chose sur le traitement de la maladie.

M. Lieutaud regarde effectivement le pansement de la plaie comme le plus sûr préservatif; mais à la maniere dont il ordonne ce pansement, on diroit qu'il n'a jamais traité de personnes blessées par des animaux enragés (1). Il ne prescrit les scarifications, que pour dégorger la partie du sang infecté. « Le cautère actuel » peut promptement, dit-il, détruire » le venin que l'animal a laissé dans » la plaie; mais peu de gens ont le » courage de s'y soumettre; on ap- » procher, pour les plus timides, le fer

(1) *Voyez* l'art. morsure & piquûre des animaux, dans le précis de méd. prat. de cet auteur.

» rouge le plus près que l'on peut » de la morsure, dans la vue de faire » en plus de temps ce qu'on pour-» roit exécuter dans un instant». Peut-on regarder cette courte narration, comme une méthode raisonnée, qu'on puisse mettre en pratique avec sûreté? L'auteur n'est ici qu'un historien, & ne rapporte que ce qu'il a lu. Aussi n'a-t-il pas servi de guide, & on ne l'a cité que pour en imposer par son nom. C'est encore un des grands partisans du mercure; voici ses termes. « L'on » peut assurer, par le nombre des ob-» servations que nous avons déjà sur » cette matière, qu'il n'est pas moins » spécifique (le mercure), de la » rage que de la vérole ».

Vient ensuite M. *Erhmann*. Je prie qu'on lise l'extrait de ses ouvrages, dans les recherches sur la rage de M. Andry, édition de 1780; on verra que sa pratique est bien différente de la mienne; il recommande à la vérité, page 140 du recueil que nous venons de citer, *de brûler la plaie, pour la faire suppurer, ensuite de scarifier profondément la partie affectée, qu'on saupoudrera &*

couvrira d'un emplâtre veſſicatoire qui dépaſſe les bords de la plaie. Mais que l'on examine enſuite les traitemens qu'il a faits ou dirigés, on n'en trouvera aucun où il ait employé le fer ardent, pas même pour le jeune homme, qu'il aſſure, choſe ſans exemple, être devenu enragé cinq jours après la morſure, & qu'il croit avoir guéri par la ſalivation (1). Dans toutes les obſervations qu'il rapporte, il n'a fait que ſcarifier les plaies profondément, en a ſaupoudré quelques-unes avec les cantharides, ſuivant la méthode de Schmucker, & s'eſt ſervi de l'emplâtre veſſicatoire. Voilà en quoi conſiſte l'eſſentiel de ſa méthode locale; mais paſſionné pour le mercure, il en a fait prendre à outrance par toutes les voies. C'eſt à ce ſujet principalement que j'ai traité M. Erhmann avec un peu de ſévérité dans la ſeconde partie de ma diſſertation ſur la rage. Cette critique, que l'intérêt de la vérité & de l'humanité exigeoit, m'a attiré de ſa part

---

(1) *Voyez* le recueil de M. Andry, pag. 239.

une sortie très-vive. Si M. Erhmann m'avoit répondu honnêtement, je me serois fait un vrai plaisir de résoudre ses doutes, qui ne présentent pas beaucoup de difficulté. Cependant j'ai des remercîmens à lui faire, il est bien plus équitable que MM. Enaux & Chaussier; il reconnoît que j'ai une méthode locale excellente, & finit par l'adopter, en m'en faisant hommage. *Ita ut ex unâ parte vulnus, juxtà egregium D. L. R. methodum sollicitè tractetur, atque butiri antimonii ope, quod huic fini accomodatissimum esse mihi videtur.*...... (1).

M. Mederer, dont on cite aussi la méthode, m'a fait l'honneur de m'envoyer son ouvrage, qui n'a été imprimé qu'en 1783, plusieurs mois après que ma dissertation eut été couronnée, & qui, par cette raison, ne peut pas m'être opposé. Les dix malades, & non pas onze, dont il rapporte l'histoire, dont les plaies ont été brûlées

---

(1) *Voyez* la page 4 du discours de M. Erhmann.

en croix par un paysan, sans incisions préalables, & dont huit seulement ont été mordus à nud, aux mains, n'ont rien de plus merveilleux que les guérisons que j'ai rapportées, page 30 de mes observations sur la rage, imprimées dès 1780. M. Mederer fait les mêmes raisonnemens que moi, & le même éloge du cautère actuel ; mais s'il avoit été content de cette méthode informe, même après l'avoir rectifiée, s'il ne l'avoit pas trouvée trop cruelle, & s'il n'avoit pas eu des doutes sur son efficacité, auroit-il imaginé un traitement nouveau? Ce traitement consiste à scarifier la plaie, à laver comme moi avec l'eau de savon : (*V*. mes ob. pag. 41), ou quelque autre liqueur alkaline, & à introduire dans les incisions des bourdonnets trempés dans une solution d'un gros d'alkali caustique dans une livre d'eau. Cette solution, quoiqu'avec la vertu qu'on lui suppose, de dissoudre les sucs muqueux, est trop foible pour détruire les fibres imprégnées de la bave vénéneuse; elle ne peut être comparée au beurre d'antimoine, qui cautérise plus exactement. MM. Enaux & Chaussier l'ont bien senti, puisque malgré l'éloge qu'ils font de la méthode de M. Mederer, ils ont préféré la mienne.

Nous ne passerons pas en revue tous les auteurs cités par MM. Enaux & Chaussier, parce qu'il faudroit toujours se répéter; j'ai cependant appris, en les lisant, une chose qui est très-singulière, & néanmoins très-vraie. C'est que ni les anciens, ni les modernes, n'ont proposé une véritable méthode de traiter les plaies faites par des animaux enragés; ils prescrivent vaguement de faire des incisions profondes, de brûler la plaie avec le fer ardent, des caustiques, ou simplement de la saupoudrer avec des poudres, ou de la remplir de drogues plus ou moins actives; c'est comme si l'on disoit, pour tailler un homme, faites une incision au périnée qui pénetre jusqu'à la vessie; introduisez une tenette, & tirez la pierre, sans autres détails; cela pourroit-il s'appeller une méthode?

Personne n'avoit donc donné de règles fixes, pour travailler avec sûreté. On ne se servoit pas de la sonde, pour découvrir la profondeur de la plaie. Aucun auteur que je connoisse ne l'a prescrit avant moi. Quand la dent de l'animal avoit pénétré obliquement d'un côté, il pouvoit arriver qu'on dilatât d'un autre. On introduisoit le fer ardent dans cette plaie, & on laissoit le venin caché plus loin. Le succès étoit donc douteux, & dû souvent au hasard. De plus, on n'étoit pas toujours le maître de borner l'effet du fer ardent qui calcinoit les chairs, les vaisseaux, les nerfs, les tendons, les os, & si le blessé résistoit à cette brûlure affreuse, il ne s'en tiroit souvent que mutilé & très-malheureux.

La méthode des anciens, si on peut lui donner ce nom, est par elle-même d'une cruauté qui fait frémir; faites des incisions profondes, disent-ils. On a vu dans *Rufus*: brûlez avec un fer ardent plus large que la plaie. Ce traitement jettoit le désespoir dans l'ame du patient, glaçoit d'effroi les assistans, & souvent l'opérateur!

Il a été essayé l'hiver dernier à

notre hôpital, & l'on sait le succès qu'il a eu. Je tire le rideau sur les détails que je n'ai appris que des assistans ; car, pour moi, quoique le plus ancien chirurgien de cet hôpital, quoiqu'ayant quelque expérience sur le traitement de cette maladie, celui qui le dirigeoit ne m'a pas fait l'honneur de me consulter. Je n'en aurois jamais parlé, si l'on n'avoit pas affecté de répandre dans le public, que l'on suivoit ma méthode exactement.

On a vu jusqu'à présent la théorie & la pratique des anciens. On a pu juger combien elles étoient défectueuses, incertaines & même dangereuses. J'ai cru devoir travailler à rectifier l'une & l'autre. La société royale de médecine, en couronnant mon ouvrage, a présumé sans doute que j'avois fait faire quelques pas à la science. MM. Enaux & Chaussier, qui se croient apparemment plus éclairés que cette illustre compagnie, en ont décidé autrement ; ils prétendent que ma théorie est celle de *Nugent* ; pour ma pratique, ils en ont disposé à leur gré, & ne se sont pas oubliés dans le partage qu'ils en ont fait.

Pour dissuader le public & le mettre à portée de juger lui-même, je crois nécessaire d'exposer ici de nouveau la théorie que j'ai embrassée, & de la mettre en opposition avec celle de Nugent. Je détaillerai ensuite succintement ma méthode curative; on verra en quoi elle differe des préceptes vagues donnés par les anciens, & même les modernes. A l'égard des prétentions de mes adversaires, il ne me sera pas difficile de les en dépouiller.

La rage, soit spontanée, soit communiquée, n'est qu'une seule & même maladie, qui reconnoît la même cause, l'irritation nerveuse locale, mais située dans des lieux différens (1). Dans le premier cas, elle dépend d'une irritation spécifique, qui se fait le plus ordinairement dans le trajet du canal alimentaire, dont on connoît l'extrême sensibilité, & cette irritation est pro-

(1) *Voyez* ma dissertation sur la rage, pag. 11, 63.

duite

duite, par le desséchement & l'acrimonie des sucs qui s'y rencontrent, qui agissent sur les houpes nerveuses de ces parties (1). Nous en avons donné des preuves, par des exemples & par des ouvertures de cadavres (2).

La salive ou bave détériorée pendant la maladie, devenue visqueuse & tenace par la fièvre, par les mouvemens convulsifs de l'animal, & par la fréquence de sa respiration, devient contagieuse & en état de communiquer la même maladie à un autre individu (3). Déposée dans une plaie par une morsure, elle se colle à ses parois, & y adhère fortement (4). Elle n'a point encore le degré d'acrimonie qui lui est propre, & il lui faut un temps plus ou moins long pour l'acquérir (5); mais, lorsqu'elle a reçu par la chaleur

(1) *Ibid.* pag. 5.
(2) *Ibid.* pag. 5 & suivantes.
(3) *Ibid.* pag. 23.
(4) *Ibid.* pag. 20 & 23.
(5) *Voyez* mes observations, pag. 21.

de l'animal le degré de développement qui la rend véritablement poiſon, elle agit ſur la ſubſtance médullaire des nerfs qu'elle touche & y excite une irritation ſingulière, qui fait éprouver au bleſſé tous les accidens de la rage (1).

J'ai rendu cette opinion probable, 1°. par l'exemple de maladies auſſi graves, qui ne reconnoiſſent point d'autres cauſes qu'une irritation locale (2); 2°. par les premiers ſymptomes de la rage elle-même, qui commencent toujours dans le lieu bleſſé (3); je l'ai démontrée dans la ſeconde partie de mon ouvrage ſur la morſure de la vipère, où j'ai fait voir, d'après les expériences du célebre *Fontana*, de M. *Sallin*, & même des obſervations anatomiques de M. Chauſſier, qu'il ſe formoit une eſpèce d'inflammation nerveuſe, relative à la nature de l'agent, qui produiſoit la maladie in-

---

(1) *Voyez* ma diſſertation ſur la rage, pag. 28.
(2) *Ibid.* pag. 12 & ſuivantes.
(3) *Ibid.* pag. 29.

terne dans la morſure de la vipère, dans la ſimple piquure d'un nerf & dans la rage. J'ai même pris de-là occaſion d'établir de nouvelles idées ſur l'irritation nerveuſe en général, qu'on ne concevoit pas, & qui avoit fait enfanter bien des ſyſtêmes. MM. Enaux & Chauſſier ont pris connoiſſance de cette théorie dans mes deux ouvrages ſur la *rage*, & dans celui ſur la morſure de la *vipère*, dont ils ont entendu lire les deux premières parties à l'académie de Dijon, & qu'ils ont pu prendre enſuite en communication. C'eſt donc de deſſein prémédité qu'ils ont voulu aſſimiler ma théorie à celle de *Nugent*, qui eſt très-différente, qui n'eſt appuyée ſur aucun principe, & qui eſt abſolument le fruit de l'imagination : la voici.

« Le venin du chien enragé, dit » *Nugent*, s'inſinue ſans faire de mal » pendant des ſemaines, des mois & » des années (1). Les émotions, les » ſpaſmes & les contractions excitées

(1) *Voyez* eſſai ſur l'hydrophobie de Nugent, pag. 137.

» d'abord par le ſtimulus virulent » dans les nerfs & les filamens de la » partie bleſſée, doivent leur pro- » pagation & leur accroiſſement, non » à quelque poiſon ou fluide empoi- » ſonné, mais aux vibrations altérées » des nerfs & des filamens nerveux » qui communiquent la nouvelle ac- » tion oſcillatoire, ou plutôt la paſ- » ſion qu'ils ont reçue du ſtimulus » envenimé aux fibres qui les joignent, » celles-ci progreſſivement à d'autres, » & ainſi de ſuite, préciſement dans » l'ordre de leur continuité, juſqu'à » ce que la contagion ſpaſmodique, » s'étendant en ſilence de fibre en » fibre, & de parties en parties, » arrive enfin à quelques-uns des nerfs » qui influent ſur des organes qui con- » tribuent à la ſanté & à la vie. C'eſt » alors le temps auquel les ſpaſmes » & la maladie commencent à ſe ma- » nifeſter (1). Le premier période eſt » celui de leur paſſage foible & obſcur

(1) Eſſai ſur l'hydrophobie de Nugent, pag. 163, 164, 200, 201.

» le long de la membrane celluleuse, » parmi des parties grossières & moins » essentielles. Le second, celui dans » lequel ils se manifestent évidem» ment, lorsque les spasmes virulens » sont parvenus aux organes. Le pre» mier ne produit ni indisposition » réelle, ni danger immédiat; le se» cond produit l'un & l'autre. Dans » le premier le mal est simplement » topique, borné simplement à une » partie; dans le second, il est ré» pandu & affecte en quelque façon » toute l'économie animale (1).

Je demanderai ce que c'est que *des spasmes virulens qui ne doivent point leur accroissement à quelque poison ou fluide empoisonné; mais aux vibrations altérées des nerfs & des filamens nerveux qui communiquent la nouvelle action oscillatoire, ou plutôt la passion qu'ils ont reçue du stimulus envenimé aux fibres qui les joignent, & ainsi de suite?* Je demanderai encore comment on peut concevoir un *mal simplement topique*,

(1) *Ibid.* pag. 227.

borné à la partie, & *qui s'insinue sans faire de mal*, *passe de fibre en fibre pendant des semaines*, *des mois*, *des années* ? L'auteur s'entendoit-il lui-même ? Et peut-on comparer un galimathias de cette espèce, avec l'idée simple, appuyée sur l'observation que j'ai donnée de l'irritation & de l'inflammation nerveuse ? Je me dispenserai de faire des réflexions plus étendues sur ce procédé qui est véritablement outrageant.

Si ma théorie est différente de celle de *Nugent*, ma pratique l'est également. En reconnoissant que la maladie est simplement topique, je n'ordonne pas des drogues *calmantes & antispasmodiques*, *pour diminuer la violence des spasmes*, qui n'existent pas, *& exciter une sueur critique qui chasse & entraîne les parties virulentes* (1) qui n'ont pas pénétré dans le sang. Je ne me livre pas à des contradictions de cette espèce, faites seulement pour

---

(1) *Voyez* le discours préliminaire de MM. Enaux & Chaussier, page 34.

être admirées par des aveugles volontaires. Je ne prescris pas non plus vaguement des brûlures, des caustiques, &c. (1) parce qu'ils pourroient être dangereux dans des mains mal-adroites, ignorantes, ou inconsidérées ; mais voici comme je procède.

La chirurgie ne marche le plus ordinairement qu'avec la douleur. Il faut, pour l'exercer, une ame ferme, mais point féroce. L'humanité doit toujours nous accompagner ; il ne faut pas qu'elle nous affoiblisse ; mais qu'elle nous éclaire. C'est elle qui nous ordonne impérieusement de faire ce qui est nécessaire, & rien de plus.

Pour suivre ce précepte, il faut des règles fixes, & personne n'en avoit donné jusqu'à présent, pour le traitement des morsures faites par des animaux enragés.

Le venin est collé aux bords de la plaie, & a été introduit dans son intérieur. La première chose est donc

---

(1) Discours préliminaire de MM. Enaux & Chaussier, page 34.

de le délayer, & l'entraîner s'il est possible. L'eau de savon est la lotion la plus convenable pour cet objet ; elle dissout les sucs muqueux, n'irrite pas les parties sensibles, & ne coagule pas les liqueurs ; mais une partie du venin a été enfoncée dans la blessure, & est collée aux fibres, la lotion ne suffit pas pour l'entraîner. Il faut cependant l'arracher du lieu où elle est, sans s'écarter dans ceux où elle n'est pas. Pour parvenir à ce but, la sonde est l'instrument qui doit nous diriger. C'est elle qui nous fait juger de la profondeur de la blessure, de ses dimensions ; c'est à son aide que nous devons faire les incisions en étoiles convenables, pour la découvrir jusques dans son fonds.

Cela fait, le sang coule ; il nous cache le mal en partie. Si dans ce moment on employoit les caustiques, ou ils seroient décomposés par les fluides, qui s'échappent en plus ou moins d'abondance, & on ne rempliroit pas son objet, ou bien ils pourroient cautériser des parties très-essentielles, & on aggraveroit le sort du malade. Il faut donc encore se borner, après une seconde lotion, à arrêter le sang; on y parvient en tamponnant la plaie avec de la charpie sèche.

Le lendemain on lève l'appareil, la plaie ne saigne plus; on la voit dans toute son étendue. Si on s'apperçoit qu'il y ait dans son trajet de gros nerfs, de grands vaisseaux, qu'il seroit dangereux pour la vie de cautériser, il faut se contenter, pour ces parties seulement, d'une méthode moins efficace & douteuse, qui est de les saupoudrer avec la *poudre de cantharides pour y exciter de l'inflammation & de la suppuration, & on aura l'attention de l'entretenir (la plaie) ouverte plus long-temps* (1).

Mais si à la levée du premier appareil on n'apperçoit que le tissu cellulaire, des muscles, des os, des vaisseaux & des nerfs peu essentiels, on cautérisera avec le beurre d'antimoine. Je ne l'ai jamais porté dans la plaie qu'avec une sonde de bois;

---

(1) *Voyez* mes observations, page 44.

mais je l'ai étendu dans toutes ses sinuosités; il pénètre les chairs comme l'huile fait une étoffe, les cautérise à plusieurs lignes de profondeur; mais comme on ne peut jamais être sûr d'une destruction complette des fibres tachés du venin, il est de la prudence de recommencer l'application du beurre d'antimoine immédiatement après la chûte des escarres, afin d'attaquer ce que l'on pourroit avoir oublié; on renouvelle encore cette application, tant pour remplir le même objet, que pour favoriser & entretenir une ample suppuration, reconnue nécessaire par les meilleurs praticiens.

Les préceptes que nous venons de donner s'étendent à toutes les plaies possibles, aux superficielles, aux profondes, à celles qui sont situées à la peau, au tissu cellulaire, dans les muscles, auprès des viscères qui découvrent de gros vaisseaux, des principaux nerfs, &c. C'est au chirurgien à les distinguer, & à ménager celles qui le demandent, sans qu'il soit besoin de faire, pour chacune, un chapitre particulier.

Je ne rapporterai pas ici ce que j'ai dit dans ma diſſertation ſur les panſemens qui doivent ſuivre. La choſe ſur laquelle j'inſiſte eſt, que la localité de la maladie étant prouvée autant qu'il eſt poſſible par ma théorie, ma pratique, qui n'en eſt qu'une conſéquence, eſt la ſeule ſur laquelle on puiſſe compter juſqu'à préſent, pour préſerver de la rage ; mais il faut l'employer avant que le venin ſoit parvenu à un degré d'acrimonie, qui puiſſe enflammer les nerfs ; car cette inflammation une fois établie, il n'y a plus de reſſource. La multitude des remèdes que la crédulité fait adopter journellement, & que des ſuccès trompeurs accréditent, ne me touche pas. Quand on a étudié une maladie, qu'on a découvert ſa cauſe, on ne ſe livre plus à l'empiriſme, & on agit conformément à ſes principes ; la probité nous en fait une loi, & nous défend de haſarder la vie des hommes ſur des probabilités.

Il ne faut pas croire cependant qu'on préſervera tous les malades que l'on traitera ſuivant ma méthode ; il faut laisser ces promesses vaines aux charlatans, aux bateleurs. S'il y a des plaies très-profondes, qui pénètrent autour des gros vaisseaux, comment pourra-t-on y introduire le caustique ? La poudre de cantharides, les suppuratifs n'ont pas toujours assez d'action & de force pour extraire la bave vénéneuse ; leur succès sera donc douteux. Si les plaies sont cicatrisées avant que le blessé nous soit confié, sera-t-on sûr de les dilater, de les inciser dans la direction qu'elles avoient? Il y a donc plusieurs causes qui peuvent faire manquer mon traitement. Malgré ces inconvéniens, il est le plus sûr de tous ceux qu'on a proposés jusqu'à présent. On ne fera jamais croire qu'un remède interne puisse porter son action dans une plaie éloignée, pour décomposer un venin de la nature de celui de la rage, que les caustiques les plus puissans détruisent à peine, lorsqu'ils le touchent immédiatement.

Cette méthode curative, telle que je viens de l'exposer, MM. Enaux & Chaussier se la partagent avec M.

Sabatier. C'est celui-ci, disent-ils, page 50, qui a pratiqué les incisions en étoiles, & ce sont eux, suivant la note de la page 39, qui m'ont appris l'usage du *beurre d'antimoine* dans le traitement de la rage, &c. Je suis réellement fâché d'être obligé d'entrer dans des détails désagréables, pour détruire ces assertions.

Mes observations sur la *rage* ont paru dans le mois de janvier 1780; on y trouve, page 41, une méthode curative dans laquelle, après avoir conseillé de laver la plaie avec l'eau de savon, on lit ce qui suit.

« On fera ensuite des scarifications » profondes & multipliées autour de » la blessure, afin de la mettre bien » à découvert jusques dans son fonds ». » Voilà mes incisions en étoiles caractérisées, il n'y manque que le mot.

Après avoir parlé du cautère actuel, voici comme je m'explique sur les caustiques.

« Si le malade a une répugnance » invincible pour le cautère actuel, » on se servira du potentiel. Les anciens conseilloient le sublimé-cor-

» rosif; mais nous croyons cette substance très-dangereuse . . . . . . nous lui préférerions l'eau mercurielle, l'huile de vitriol, *ou encore mieux le beurre d'antimoine, dont l'action est presque instantanée, qu'on peut porter où l'on veut par le moyen d'un pinceau ou d'une pointe, & dont on peut borner ou étendre l'usage à volonté* ».

Je donnai un exemplaire de mon ouvrage à M. Chaussier, pour le faire parvenir à M. Sabatier, avec lequel il m'assura qu'il étoit en correspondance. M. Sabatier fit réponse la poste suivante; comme sa lettre adressée à M. Chaussier m'étoit honorable, je l'ai conservée dans mes recueils : la voici.

« La dissertation de M. le Roux me paroît très-bien faite, comme tout ce qui vient de lui. Je suis convaincu depuis long-temps, & par des expériences qui me sont particulières, qu'il a raison. Le venin de la rage, inoculé par la morsure, ne peut être adouci par aucun moyen connu quand il a fermenté; mais on peut l'enlever, en détruisant la partie où

» il a été déposé, par l'action du feu.
» J'ai eu autrefois deux malades mor-
» dus au même moment par le même
» chien, à la vérité, avec des diffé-
» rences très-grandes ; car l'un l'avoit
» été à la tête en plusieurs endroits,
» & à nud, & l'autre n'avoit reçu
» qu'un coup de crop à la poitrine à
» travers ses habits. J'ai brûlé la plaie
» de celui-ci, & il est guéri ; je n'ai
» pu brûler celle de l'autre, & il est
» mort enragé au bout de trois mois.
» Quoique la guérison du premier
» pût être indépendante de la brûlure,
» néanmoins j'ai donné le conseil d'y
» avoir recours sur un jeune enfant
» mordu à la main, pour lequel j'ai
» été consulté depuis. On a suivi mon
» avis, & l'enfant se porte bien,
» quoique plusieurs personnes mor-
» dues par le même chien soit mortes
» enragées peu de temps après leurs
» blessures.

» Les expériences & les raisonne-
» mens de M. le Roux vont m'affer-
» mir dans mon opinion ; & si le cas
» se présente à moi, j'aurai recours
» à notre méthode, qui me paroît

» infiniment plus sûre que ce fatras » de remèdes étalés avec faste, & » conseillé sans vues ».

Il est évident par cette lettre, que M. Sabatier n'avoit pas encore pratiqué les incisions en étoiles ; il a brûlé avec le fer ardent à la manière des anciens ; il paroît même l'avoir fait sans incisions préalables, comme j'en avois déjà donné l'exemple pages 31, & 32 de l'ouvrage cité.

Au mois de mars de l'année 1780, il se présenta une occasion de mettre à exécution la méthode que je venois de faire imprimer. On envoya à l'hôpital de Dijon, des environs de Châtillon-sur-Seine, neuf personnes mordues cruellement par une louve enragée. Je fis à leurs plaies, à l'aide de la sonde, des incisions en étoiles, pour les découvrir jusque dans leur fond, & les brûlai avec le beurre d'antimoine. M. Chaussier, qui feignoit encore d'être mon ami, venoit à l'hôpital, sous prétexte de s'instruire ; il m'a vu opérer plusieurs fois ; il est probable qu'il a fait part de mes succès à M. Sabatier. Mais, quand il ne l'auroit pas fait, il eſt toujours conſtant qu'il connoiſſoit ma pratique, qu'il ſavoit que j'étois le premier qui l'eût employée ; continuons nos preuves.

Dans une note, page 32 du diſcours préliminaire de MM. Enaux & Chauſſier, ce dernier prétend que M. Sabatier lui a écrit qu'il avoit lu un mémoire à la rentrée publique de l'académie royale de chirurgie, en 1782, ſur le traitement des morſures faites par des animaux enragés. Ce mémoire, de la manière dont M. Chauſſier le préſente, paroît abſolument calqué ſur celui que j'avois envoyé à M. Sabatier. Pour établir l'efficacité du traitement local, il compare ce qui ſe paſſe dans la morſure des animaux enragés, à une inoculation qui doit manquer ſon effet, ſi les miaſmes vénéneux perdent leur activité. J'avois fait la même comparaiſon deux ans auparavant, pag. 21, 27, 29 de mes obſervations ſur la rage. Pour appuyer la méthode locale qu'il preſcrivoit, il a fait voir ſon analogie avec le traitement des chancres vénériens, &c. par le cauſtique. J'ai établi à-peu-près la même analogie, pag. 21, 26, 27, 28; enfin il a traité avec le caustique un homme qui avoit 25 blessures faites par les morsures d'un chien enragé. Si ma théorie a servi de guide à M. Sabatier, il est à présumer qu'il en a été de même de ma pratique; je suis même persuadé qu'il m'a rendu justice (1). Mais quand même M. Sabatier auroit toujours pensé & agi comme moi, nous ne nous étions rien communiqué, & il est indubitable que celui qui fait connoître le premier une pratique quelconque par la voie de l'impression, en est toujours censé l'auteur. Je suis donc bien éloigné de soupçonner M. Sabatier, qui est si riche d'ailleurs de son propre fonds, d'avoir voulu s'emparer de ce qu'il savoit m'appartenir.

(1) Cette vérité m'est confirmée dans une lettre que je viens de recevoir du célèbre M. Louis, en date du 8 septembre 1785: voici ses termes. « Vous auriez été satisfait » des éloges que plusieurs membres de l'aca- » démie ont fait de votre travail; M. Saba- » tier sur-tout, qui a eu des succès marqués » *d'après votre méthode*, en a exalté l'auteur, » & le suffrage a été unanime ».

Outre qu'il eſt connu comme un des plus grands chirurgiens de la France, je ſais qu'il eſt rempli d'honneur ; il jouit de l'eſtime univerſelle, & il eſt malheureux qu'on l'ait compromis ſi mal-à-propos.

Il n'eſt point dit dans la note que nous analyſons, que M. Sabatier ait écrit qu'en 1782, il eût fait les *inciſions en étoiles*. C'étoit cependant là le lieu de le ſpécifier, ſi effectivement il les avoit employées : MM. Enaux & Chauſſier n'en parlent qu'à la page 50 du texte de leur ouvrage, & il eſt vraiſemblable qu'ils ont puiſé ce trait nouveau dans le journal de Paris, du 19 novembre 1784. Le journaliſte aſſure que M. Sabatier a lu ſon mémoire dans la ſéance publique de l'académie royale des ſciences, du 13 du même mois; & en rapportant l'obſervation, il la fixe au mois de février 1784. Laquelle croire de ces deux verſions ? J'avoue que j'ai beaucoup plus de confiance dans l'auteur du journal de Paris, que dans M. Chauſſier ; & en partant delà, mon antériorité, au lieu de n'être que de deux ans, ſe trouve de quatre.

Mais ces MM. ne disent nulle part dans leur ouvrage, que M. Sabatier ait employé *le beurre d'antimoine*. Cependant c'est le caustique dont il assure s'être servi. Cette réticence ne seroit-elle pas une adresse de leur part, pour se ménager la faculté de s'emparer de la seconde partie de mon traitement ? C'est effectivement ce qui est arrivé, & je n'ai pu revenir de ma surprise, en lisant page 39 de leur ouvrage, dans une note sur le beurre d'antimoine : « nous avons » vu avec plaisir plusieurs de nos » confrères, & *entre autres M. le Roux*, » adopter *notre méthode* ».

Ne résulte-il pas clairement de ces expressions, que je n'ai été que le copiste de ces messieurs, dans l'ouvrage que j'ai présenté à la société royale de médecine ? que ce n'est point ma dissertation, mais *leur méthode* qui a été couronnée ? que par conséquent le succès que j'ai eu est un vol qu'un vil plagiaire a fait à leurs lumières & à leurs talens. Ce trait lancé contre moi est d'autant plus extraordinaire, que ces messieurs ne citent aucun fait qui constate leur prétention ; cependant, quand on avance une assertion de ce genre, & qu'on ne la prouve pas sur le champ, que doit-on en penser ?

Mais examinons séparément les trois traités de ces messieurs.

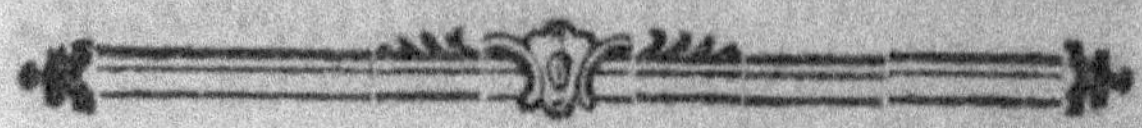

SECONDE PARTIE.

RIEN n'a été si facile à faire que l'ouvrage de MM. Enaux & Chaussier; ils en avoient trois sous les yeux qu'ils ont copié presque constamment : savoir celui de M. Thomassin qui a partagé le prix de l'académie de Dijon, en 1780, sur la pustule maligne, & les deux miens sur la rage. J'avois envie de mettre leur texte sur une colonne, celui de M. Thomassin & le mien sur une autre. On y auroit trouvé presque les mêmes expressions, & à coup sûr les mêmes idées. Dans la crainte d'ennuyer nos lecteurs par des répétitions, nous nous contenterons de quelques citations.

Ce qu'ils disent dans leurs observations générales, sur la contagion des maladies des animaux & leur communication à l'homme, est copié de la dissertation de M. Thomassin, sur la pustule maligne, depuis le §. 22. C'est dans le §. 23 qu'ils ont appris que les maréchaux & les paysans portoient la main profondément dans le fondement du gros bétail, & qu'ils y gagnoient des pustules malignes, des gangrènes, &c. C'est dans le §. 24 qu'ils ont puisé les observations de MM. Morand & Duhamel.

Dès le premier §. de leur première partie, qui est sur le traitement de la rage, ces messieurs commencent à me copier. Ils qualifient la rage de fièvre nerveuse, après ce que j'ai dit pag. 22 & 23 de ma dissertation. Ce qu'ils exposent sur la rage spontanée & sur son traitement est extrait du même ouvrage, pag. 4, 9, 63, 64. Aux §. 2 & 3, ils ont transcrit presque mot à mot ce que nous avons rassemblé sur les animaux sujets à la rage de cause interne, & sur les saisons où elle est la plus ordinaire. *Voyez* pag. 4 & 5 de ma dissertation, & 50 de mes observations.

J'ai lu leur ouvrage, la plume à la main; il y a des pages où j'ai noté jusqu'à deux ou trois articles qui m'appartiennent; ils ne m'ont cependant pas toujours suivi. Ce qu'ils disent, §. 4, ſur les ſignes qui font connoître la rage du chien, eſt mieux connu du moindre payſan que d'eux. Aux expériences fauſſes propoſées par quelques auteurs, pour reconnoître ſi une plaie eſt empoiſonnée, ou ſi un chien qui vient d'être tué étoit véritablement enragé, ils en réuniſſent d'autres de MM. Petit (1), & Gruner qui ne le ſont pas moins, & auxquels cependant ils paroiſſent ajouter beaucoup de foi.

Dans le §. 5, ils font des ordonnances de police contre les chiens enragés, & commandent de les tuer à coup de fuſil, au riſque de qui il appartiendra. Au §. 6, ils indiquent les différentes manières dont la rage ſe communique, & n'ont pas craint de rapporter les fables de

---

(1) L'expérience tant citée de Jean-Louis Petit, pour reconnoître ſi une morſure a été faite par un chien enragé, ne peut lui être attribuée; on la trouve décrite dans pluſieurs auteurs anciens, & notamment dans Jérôme Mercuriali. *Voyez* ſon traité *de veneno canis rabidi*, page 18. 1601. *Venetiis, apud Juntas, in-4°.*

Palmarius,

Palmarius, d'Aurélianus, de Schenkius.

Le §. 7 ſur le temps où les accidens ſurviennent après la morſure d'un animal enragé, eſt copié, à quelques erreurs près, qu'ils ajoutent de la page 20 de mes obſervations, & 36 de ma diſſertation. Dans le §. 8, ils ont diſtingué comme moi deux degrés ſeulement dans la rage. J'ai décrit les ſymptomes du premier degré d'après nature, & avec le plus grand ſoin: *voyez* ma diſſertation depuis la page 29; ils n'ont fait de mon tableau qu'une eſquiſſe foible, ſans couleur & méconnoiſſable. Les ſymptomes du ſecond degré, connus de tout le monde, ils les ont entaſſés les uns ſur les autres ſans ordre. Le §. 9 ſur le diagnoſtic, eſt une paraphraſe de ce que j'ai avancé page 10 de mes obſervations, & 38, 39 de ma diſſertation. Le §. 10 qui contient des idées générales ſur le traitement, extraites des pag. 21, 43 de mes obſervations & 88 de ma diſſertation, étoit abſolument inutile, puiſque les mêmes idées ſont répétées dans le §. ſuivant; mais ce ne ſont pas les ſeules répétitions que j'ai obſervées, l'ouvrage en fourmille.

Ces meſſieurs ont eu la complaiſance de copier §. 11, dans les livres de chymie, & pour des payſans, auxquels leur ouvrage eſt deſtiné, les combinaiſons de différens cauſtiques, que ces malheureux n'entendront & ne compoſeront jamais; mais ce qui peut avoir des conſéquences fâcheuſes, c'eſt qu'ils mettent au niveau du beurre d'antimoine, pluſieurs autres cauſtiques, dont les uns ont moins d'efficacité, & les autres peuvent être dangereux. Cette inexpérience de leur part, prouve qu'ils n'ont pas fait un grand uſage du beurre d'antimoine, que par conſéquent, ils n'ont pas été dans le cas de me faire adopter leur méthode, comme ils s'en flattent dans une note que nous avons déjà analyſée, & qui ſe trouve ici page 39. Aux raiſons de préférence que j'ai données au beurre d'antimoine, page 66 de ma diſſertation, on me permettra d'en ajouter d'autres.

Les corroſifs compoſés ont plus d'action ſur les ſubſtances animales que les ſimples. M. l'abbé Fontana a reconnu que la pierre à cautère, la pierre infernale, mêlée avec le venin de la vipère, le rendent sans action, au lieu que l'huile de vitriol concentrée, l'esprit de nitre, &c. ne l'affoiblissent pas. J'ai été obligé quelquesfois d'employer l'huile de vitriol concentrée, & j'ai remarqué que les escarres qu'elle produisoit étoient bien moins épaisses que celles du beurre d'antimoine. Il est sûr que ce dernier corrosif ne pénètre point dans le sang, il se décompose dans la partie qu'il touche, en se combinant avec elle, & comme il a une très-grande activité, on doit présumer qu'il décompose le venin de la rage, en s'unissant à lui. Il brûle plus rapidement que la pierre à cautère & la pierre infernale. Il faut à ces derniers une heure, deux heures pour se dissoudre par l'humidité de la plaie, & ils n'agissent qu'à mesure que cette dissolution a lieu. Le beurre d'antimoine cautérise sur le champ, & la sensation qu'il produit, est presque instantanée. La pierre à cautère & l'infernale peuvent être infidelles &

dangereuſes. *Infidelles*, en ſe fondant elles tombent par leur propre poids dans la partie la plus baſſe de la plaie, tandis que la ſupérieure eſt à peine cautériſée. *Dangereuſes*, ſi on les laiſſe trop long-temps, il peut s'en diſſoudre une trop grande quantité, qui coulera dans le tiſſu cellulaire, & portera ſes ravages beaucoup plus loin qu'il eſt néceſſaire & qu'on ne le deſire. Avec le beurre d'antimoine, on n'a pas ces inconvéniens à craindre, il ne brûle que juſqu'où l'on veut, il n'eſt pas même néceſſaire de panſer la plaie deux ou ſix heures après; on peut appliquer l'emplâtre veſſicatoire ſur le champ, & laiſſer l'appareil juſqu'au lendemain. Cependant, ſi comme MM. Enaux & Chauſſier le recommandent, on introduiſoit dans la plaie des bourdonnets imbibés du cauſtique, il faudroit panſer beaucoup plutôt; mais on s'expoſeroit aux inconvéniens que nous venons de détailler; c'eſt-à-dire, qu'on prolongeroit la douleur, & on cautériſeroit beaucoup plus profondément, qu'il n'eſt néceſſaire.

Nous ne ſuivrons pas exactement les

auteurs dans les 53 pages qui ſuivent. On voit qu'ils ont cherché à groſſir leur volume. Je ne crois pas que M. Enaux y ait eu part : il a laiſſé faire ſon collègue, & après avoir lu, & remarqué la diffuſion, il a cru l'éclaircir par une récapitulation qui ne remplit pas encore ſon objet.

Nous n'avons pas beſoin de faire remarquer que le fonds du traitement qu'ils ont adopté m'appartient en entier. L'eau de ſavon, la ſonde, les inciſions en étoiles, la cautériſation avec le beurre d'antimoine ; ils n'auroient jamais ſongé à ces moyens avant mes écrits ; mais voyons s'ils ont bien ſuivi ma méthode, & ſi ces prétendues rectifications qu'ils ont imaginées peuvent être utiles.

D'abord l'eau de ſavon chaude doit ſuffire : on peut la préparer ſans beaucoup de frais dans la chaumière de l'homme le plus pauvre. Il étoit donc inutile d'établir la concurrence entre elle & l'eau ſalée qui eſt bien moins diſſolvante, ou entre elle & l'oxicrat qui criſpe les vaiſſeaux & coagule encore les liqueurs.

La ſonde eſt la bouſſole du chirurgien ; c'eſt elle qui le guide dans le labyrinthe des ſinus, & qui l'empêche de s'égarer. MM. Enaux & Chauſſier la mettent en uſage ſeulement dans les bleſſures ſuperficielles, pour s'aſſurer ſi la plaie ne perce pas la peau ; mais ils l'abandonnent dans les plaies profondes : *voyez* leur §. 14. Ils expoſent donc les gens peu inſtruits à faire des dilatations au haſard, à s'écarter & à abandonner le trajet qu'a ſuivi la dent. Ils ont donc manqué leur but principal, qui étoit de diriger, d'éclairer les ignorans, les gens de la campagne, à qui ſeulement devoit être conſacré un ouvrage qui va leur devenir funeſte.

Ils ont bien ſuivi d'abord ce que je preſcris pour la cautériſation ; c'eſt-à-dire, qu'aucune portion de la plaie n'échappe à l'action du cauſtique ; parce que, ſi on laiſſe un atôme de poiſon, on n'a rien fait, & la rage ſe déclare ; mais peuvent-ils être sûrs d'avoir découvert toute l'étendue de la plaie, n'étant point dirigés par la ſonde ? J'inſiſte ſur ce point que l'expérience m'a appris être de la plus grande conséquence. Je m'attendois que M. Enaux, qui a les lumières d'un grand praticien, l'auroit saisi; mais préoccupé, il a laissé échapper, & a de même laissé subsister des contradictions qui se trouvent dans le même §. pag. 54.

« Si la plaie, disent ces messieurs, est » accompagnée de gonflement, d'in-» flammation, si la suppuration est » abondante, si l'escarre est épaisse, » si elle comprend exactement toute » l'étendue de la morsure, la guérison » est assurée; il est inutile, il seroit » douloureux & même dangereux » d'employer de nouveau des caus-» tiques, des irritans, des vessica-» toires; on se bornera donc à entre-» tenir la suppuration par des topi-» ques doux, &c. & lorsque l'ulcé-» ration tendra à se cicatriser, on n'y » mettra aucun obstacle ».

Je remarquerai, d'abord, qu'une plaie qui est enflammée ne suppure point; en second lieu, qu'on ne peut jamais être sûr d'avoir compris dans la cautérisation toute l'étendue d'une plaie profonde, & qu'il y auroit ici de l'imprudence à ne mettre aucun obstacle à la cicatrifation.

Dans la phrafe fuivante, page 55, ils continuent : « fi la plaie eft fans gonfle-» ment, s'il n'y a pas une fuppura-» tion abondante & profonde, il faut, » pour plus grande précaution, quoi-» que l'efcarre foit épaiffe, entretenir » une fuppuration capable de fondre » & de dégorger le tiffu cellulaire » des environs de la partie, &c. ».

Comment! on laiffera cicatrifer une plaie accompagnée de gonflement, d'inflammation, & on forcera à la fuppuration celle où le tiffu cellulaire n'eft point engorgé, & où il n'y a rien à fondre? Eft-ce là ce que l'on appelle de la bonne chirurgie? Meffieurs, vous avez embrouillé ce que j'avois rendu clair, & quand vous m'avez abandonné, vous êtes tombés dans l'erreur.

Les plaies faites par des animaux enragés ne doivent point être traitées comme les plaies ordinaires. Qu'elles foient gonflées ou non, il faut les faire fuppurer long-temps, les cautériser à plusieurs reprises. Les anciens, à qui vous attribuez tout, vous en font une loi; mais il ne faut pas, en cautérisant, soit une première ou une seconde fois, brûler horriblement, comme vous l'ordonnez, en introduisant dans la blessure un bourdonnet imbibé du caustique. Par cette pratique vous n'atteindrez pas toujours le véritable fond de la plaie, qui est le plus ordinairement oblique, sur-tout si vous négligez de vous diriger par la sonde; vous ferez un délabrement douloureux & inutile; vous occasionnerez une perte de substance, soit à la peau, soit dans les chairs, &c. qu'il sera ensuite difficile de réparer, si le blessé échappe à la rage.

C'est ainsi que vous avez traité cinq personnes avec le beurre d'antimoine, dont il en est mort deux de la rage. Vous avez fait à toutes des plaies vastes, en emportant les angles des incisions, sans suivre, pour quelques-unes, la direction de la dent. Vous en êtes convenus pour l'homme d'Echenon, qui avoit des blessures à la main. La dent de l'animal avoit pénétré ſous les muſcles fléchiſſeurs du pouce, & vous n'avez pas été juſques-là. Si vous n'aviez point abandonné la ſonde, ſans doute vous auriez trouvé le véritable fond, l'*entre-fibre* où le venin étoit en réſerve. En le détruiſant avec la ſimple ſonde de bois trempée dans le cauſtique, vous n'auriez pas eu le chagrin *de le voir ſe développer dans la plaie, la rendre douloureuſe, d'un rouge brun, & enfin produire la rage.* Il en a ſans doute été de même du ſecond bleſſé, mort enragé. Vous l'avez brûlé horriblement en ſuperficie, & pas aſſez en profondeur, ſuivant la direction de la dent. A l'égard des trois autres que vous avez préſervés, il y a lieu de préſumer que leurs bleſſures étoient ſuperficielles. Cependant il en eſt reſté un à l'hôpital pour mon quartier d'avril, qui avoit ſouffert une perte de ſubſtance ſi conſidérable à deux plaies qu'il avoit à l'avant-bras, qu'il a été encore près de trois mois à guérir.

C'eſt avec regret que je rapporte les expériences malheureuſes de mes confrères ; mais je m'y trouve forcé. On a répandu avec affectation, dans cette ville, qu'on suivoit exactement ma méthode, tandis qu'on a abandonné sa simplicité, & qu'en voulant y ajouter, on l'a rendue plus cruelle & moins efficace. On a confondu les trois personnes traitées par le fer ardent, avec celles cautérisées par le beurre d'antimoine ; & quand on a vu le résultat, savoir, que sur huit personnes, quatre étoient mortes, & une étoit restée estropiée ; on a conclu que ma pratique n'étoit pas aussi sûre que je l'avois avancé. La crainte que ce traitement en général a inspirée, tant par les tourmens du fer ardent, que par ceux des incisions en étoiles, dont on a emporté les angles, du bourdonnet imbibé du beurre d'antimoine, introduit dans les plaies, &c. l'a discrédité à tel point, que plusieurs malheureux blessés par des animaux enragés, qui sont venus à la ville, pour se présenter à l'hôpital, ont mieux aimé s'en retourner dans leur pays, que de s'exposer à des souffrances, qui, suivant ce qu'on leur faisoit entendre, n'aboutiroient à rien (1). De plus comme les mauvais ſuccès ſe répandent rapidement & ſe multiplient, en s'éloignant, on a annoncé dans pluſieurs papiers publics, que toutes les perſonnes mordues par des animaux enragés, portées par quelques-uns à 18 ou 20, & qui avoient été conduites à notre hôpital, étoient mortes dans les excès de la rage. Ces accidens vrais ou ſuppoſés, retombent abſolument ſur ma méthode, & j'ai cru, tant pour raſſurer le public à ſon ſujet, que pour rétablir la vérité, devoir en faire un détail ſuccint, que nous allons encore réſumer.

Huit perſonnes mordues par des animaux enragés ont été conduites à l'hôpital de Dijon, pendant l'hiver dernier 1785. Trois ont été brûlées avec le *fer ardent*. De celles-ci, deux ſont mortes, & une eſt reſtée eſtropiée.

Cinq ont été cautériſées avec le *beurre d'antimoine*, & quoiqu'en ou-

(1) Il eſt mort deux perſonnes enragées à Mirebeaux, pluſieurs aux environs; & une à Couchey, près Dijon.

trant ma méthode, on ne l'ait pas suivie avec la précision indiquée, pour la rendre efficace; elle a cependant eu, un avantage évident sur le fer ardent puisque de cinq personnes on en a guéri trois.

Que l'on jette, après cela, un coup-d'œil sur les blessés que j'ai traités moi-même, & dont on trouve le détail dans la troisième partie de ma dissertation sur la rage. De onze, j'en ai préservé neuf: on voit que la proportion est bien différente. Les deux qui sont morts, loin de pouvoir nous être opposés, confirment d'une manière incontestable & mes principes & mon traitement. L'un, outre beaucoup de plaies graves à la tête, en avoit une dans le grand angle de l'œil que je n'osai cautériser; ce fut la seule qui s'enflamma, & se rouvrit quand la rage se déclara, parce que c'étoit la seule où j'eus laissé le virus rabifique. L'autre, mordu encore plus cruellement, avoit une plaie à la joue gauche déjà guérie, lorsqu'il se présenta à l'hôpital, dix jours après sa morsure, & ce fut aussi la seule, qui, par son gonflement & sa suppuration, après une nouvelle cicatrisation, annonça les premiers symptomes de la rage. J'invite à relire attentivement, & à méditer ces observations dans mon ouvrage, ainsi que les réflexions dont je les ai accompagnées ; j'espère qu'elles porteront la conviction dans les esprits.

On n'a pas oui-dire dans le temps, que personne se fût récrié sur la cruauté de ma méthode : mes malades la souffroient sans se plaindre, preuve certaine qu'elle n'est pas aussi douloureuse qu'on a voulu le faire entendre. Ceux que j'ai sauvés m'ont donné des marques de reconnoissance, dont j'ai été pénétré. Je desirerois sincérement que mes confrères en eussent mérité de pareilles, j'aurois beaucoup de plaisir à les en féliciter, & je n'aurois pas le désagrément de leur présenter des choses affligeantes.

Je pourrois joindre aux observations, dont je viens de parler, celles de huit personnes que j'ai traitées depuis ce temps, mordues tant par des chiens que par des chats malades;

mais, comme la rage de ces animaux n'a pas été constatée, autant que je pourrois le desirer, je n'en ferai pas usage. Je ne me prévaudrai pas non plus de vingt personnes qui ont été mordues cet hiver à Besançon, & qui ont été traitées suivant ma méthode, sous la direction du célèbre M. Rougnon, professeur en médecine en l'université de la même ville. Il n'y a de preuves de la rage du chien, qui a fait ce ravage, dans l'espace d'une heure, que sa fureur extrême (1). Il faut assez respecter le public, pour ne lui présenter que des faits, dont la certitude est démontrée. Si on avoit toujours suivi cette règle, il n'y auroit pas un si grand nombre de spécifiques vantés contre la rage, & en le géné-

(1) M. Marchand, un de mes confrères, dont l'honnêteté & la modestie égalent les talens, a traité, suivant ma méthode, une demoiselle qui avoit été mordue à la malléole interne du pied gauche, le 21 février 1785, par un chien qui blessa beaucoup de personnes dans le même temps. Comme il ne s'est pas servi du tampon caustique, cette demoiselle ne s'est pas plainte de la cruauté de la méthode.

ralisant, moins d'erreurs dans l'art de guérir.

Je crois qu'on me dispensera d'un plus grand examen du traité de la rage de MM. Enaux & Chaussier. J'en ai dit assez pour prouver qu'ils se sont approprié tout ce qui m'appartenoit & qu'ils ont tout gâté.

Je ne jetterai qu'un coup-d'œil rapide sur le traité qui suit, & ce sera assez pour l'apprécier.

Dans le traité sur la *morsure de la vipère*, ils ont copié dans M. l'abbé Fontana la description des accidens qui accompagnent les blessures de ce reptile; mais ils ont bien vîte quitté la théorie de cet auteur pour s'attacher à celle que j'ai développée.

Si l'on fait attention, disent-ils, §. 28, pag. 117, « à la marche, à la » nature des symptomes qui suivent » cette morsure, on ne peut s'empê» cher de reconnoître qu'ils dépendent » tous d'une irritation nerveuse ..... » on sera convaincu que le poison ne » se mêle pas dans le torrent de la » circulation; mais qu'il reste fixé dans » la partie, &c. ».

Voilà ce que j'ai cherché à prouver, tant dans ma differtation fur la rage, pag. 17 & fuivantes, que dans les deux premières parties de mon examen critique de M. l'abbé Fontana, très-connu de ces meffieurs; & comme ma pratique eft une conféquence de ces principes, on ne fera pas étonné qu'ils s'en foient de même emparé.

Ce ne font point cependant les chofes puériles qu'ils ont recommandées que je réclame, comme d'inftiller une goutte d'alkali volatil (1) dans une plaie qu'on apperçoit à peine. Ce n'eft pas non plus la petite fonde de bois (2) trempée dans le beurre d'antimoine, & affez aiguifée, pour faire pénétrer une goutte du cauftique dans une ouverture auffi petite que celle d'une aiguille fine, & qu'on ne juge fouvent que par la meurtriffure qui l'environne. Cette belle fpéculation n'eft certainement point de M. Enaux, il eft trop bon praticien, & il a l'efprit trop jufte pour

---

(1) *Voyez* l'ouvrage de MM. Enaux & Chauffier, page 118.

(2) *Ibid.* page 120.

l'avoir imaginée ; mais elle ſort du génie de M. Chauſſier.

Ce que je réclame donc, c'eſt la vraie curation, les ſcarifications ſur la morſure & la cautériſation par le beurre d'antimoine, aſſez profonde pour comprendre le venin, le décompoſer & faire ceſſer l'irritation & les autres accidens, de ſorte qu'il ne reſte plus que l'engorgement local, qui ſe diſſipe enſuite de lui-même.

Cette curation que ces meſſieurs n'ont jamais faite de cette manière, & dont on les défie de citer un ſeul exemple, ils l'ont copiée dans une obſervation qui ſe trouve pag. 18 & 19 de ma diſſertation ſur la rage ; ils ne diront pas que je l'ai puiſée, certainement, dans M. l'abbé Fontana. Ce phyſicien n'a fait aucune expérience avec le beurre d'antimoine. Mon obſervation eſt du mois de mai 1781 ; l'ouvrage de M. Fontana n'a été imprimé à Florence, que ſur la fin de la même année, & n'a été connu à Dijon, qu'au mois de mai 1783.

Je déſavoue formellement le tampon de charpie de la groſſeur d'un pois (1) imbibé du caustique, appliqué sur la morsure, on introduit dans le centre des scarifications. Je ne me suis servi pour Beat, que de la sonde de bois pour porter le beurre d'antimoine dans la plaie que j'avois faite en étoile sur la morsure. La situation du blessé étoit des plus graves, & je doute que l'on en trouve qui le soient davantage. Tous les symptomes de la maladie interne cessèrent sur le champ.

Les vipères mordent ordinairement les extrémités des mains ou des pieds, dans le voisinage de parties qu'il faut respecter. Le tampon caustique, surtout celui introduit dans les incisions, corroderoit les capsules articulaires, les tendons, &c. On mutileroit le malade pour une blessure, qui n'est pas reconnue comme extrêmement dangereuse, & qui se guérit souvent d'elle-même, malgré l'apparence formidable des accidens. La complaisance de M. Enaux pour son collègue, l'a

(1) *Voyez* l'ouvrage de MM. Enaux & Chaussier, pag. 121, 122.

empêché d'examiner cet article avec toute l'attention qu'il méritoit.

A l'égard des remèdes internes, de l'alkali volatil, sur-tout, qu'on regardoit comme spécifique, ils l'ont puisé, comme moi, dans les auteurs qui nous ont précédés; mais pag. 138, 139 de leur ouvrage, ils se sont approprié une réflexion qui m'appartient; ils ne donnent point l'alkali volatil comme spécifique, mais seulement comme un tonique actif propre à ranimer la circulation languissante. J'ai dit dans mes observations sur la rage, page 47: « ce n'est pas que je regarde l'alkali » volatil comme un spécifique; il ne » l'est ni dans la rage, ni dans la » morsure de la vipère, ni dans la » pustule maligne; mais c'est un puis» sant tonique qui réveille l'action des » vaisseaux, & donne à la nature la » force de résister à l'ennemi qui l'op» prime, & de le repousser ». J'ai rapporté à-peu-près les mêmes choses dans ma dissertation sur la rage, pag. 19, 67. Enfin, jusqu'à la manière de le faire prendre, est mon ouvrage. Je le prescris dans une infusion théiforme ; ces messieurs l'ordonnent, page 125, dans une infusion de thé, de vulnéraires, de fleurs de sureau, de camomille, de feuilles d'oranger.

Je n'en dirai pas davantage sur ce mince traité qui ne mérite pas un plus scrupuleux examen, & je passerai sur le champ à la pustule maligne.

Ce traité est une véritable histoire qu'ils ont arrangée à loisir dans leur cabinet ; ils avoient les scholastiques sous les yeux, & comme eux, ils ont divisé la maladie en quatre temps. Tout ce qu'ils ont encadré a été vu & pensé par les autres, & sur-tout par M. *Thomassin*, qu'ils ont mis à contribution, presque d'un bout à l'autre, sans, pour ainsi dire, l'avoir cité, & sans qu'on puisse rencontrer une seule idée vraiment utile qui leur appartienne, & à peine quelques citations qui soient le fruit de leurs recherches.

Ce qu'ils ont écrit sur la nature, les causes & les différentes manières de contracter la pustule maligne, est copié presque mot à mot de M. Thomassin, qu'ils avoient déjà copié de même dès les premières pages de leur ouvrage, dans leurs notions générales.

Je prie qu'on lise la description des quatre périodes ; ce n'est, pour ainsi dire, qu'une paraphrase de la description que j'ai donnée de la pustule maligne, page 9 de mon extrait, dans un peu plus d'une demi-page ; avec cette différence, que j'ai trouvé d'après nature, les symptomes tels que je les ai vus & décrits sur le champ auprès des malades, & conservés dans mes observations, tandis que ces messieurs, en me copiant, ont encore donné carrière à leur imagination dans treize pages, où ils ont plutôt embrouillé qu'éclairci la matière, comme il ne sera pas difficile de le démontrer, si cela est nécessaire.

Ils se sont aussi emparé de ma méthode curative, comme si elle étoit la leur ; mais tout praticiens attentifs, expérimentés & sages qu'ils sont, car ils se donnent indirectement ces qualités en plusieurs endroits : (*voyez* pag. 35, 185, 235), ils n'ont pu rapporter aucun fait de pratique qui leur fût particulier, & qui cadrât avec le traitement qu'ils s'attribuent. S'ils en avoient eu, ils auroient été infiniment plus utiles, que les distinctions embarrassantes, que les recettes copiées, & sur-tout que les répétitions & récapitulations qui forment un double emploi & grossissent leur volume sans aucun fruit.

On remarque le même défaut dans leurs trois traités. Dans celui de la rage, ils ont emprunté, pag. 82 & 83, des observations ; une entre autres de M. Hoin père, & une de M. Vœltge, pour prouver ce qui est actuellement connu de tout le monde. Dans celui sur la morsure de la vipère, ils n'en ont rapporté qu'à l'article de l'alkali volatil, qui sont absolument étrangères à la maladie principale. Ici, ils ont aussi cité des observations qui n'étoient pas plus nécessaires, puisqu'elles ne prouvent qu'un point de théorie, qui a été infiniment mieux développé par M. Thomassin, dans son excellent mémoire sur la pustule maligne. Mais ce qu'il y a de plus singulier, c'est qu'en rapportant les observations qu'ils ont puisées sans le dire, dans l'ouvrage que nous venons de citer; ils paroiſſent croire que M. Coillot a écrit en particulier , tandis qu'il n'a fait que communiquer ſes obſervations à M. Thomaſſin.

Mais de ce que dans leurs trois traités ils n'ont rapporté aucune obſervation , pour appuyer la méthode curative dont ils ſe ſont emparé, on doit conclure qu'ils n'en avoient point, & les promeſſes qu'ils ont faites d'en produire, pag. 45 de leur diſcours préliminaire, ſont vaines & trompeuſes. Ils auroient pu en donner pluſieurs; mais il auroit fallu les prendre dans mes ouvrages, & ce n'étoit point leur intention; ils ont ſi bien ſenti la néceſſité des obſervations, qu'ici, dans le traitement de la puſtule maligne, ils ont été obligés, pour ſe faire entendre, page 226, de ſuppoſer une de ces tumeurs, ſituée à l'avant-bras, & c'eſt la ſeule fois où on leur voit pratiquer exactement mon opération; cependant, ſeulement en figure. S'ils n'ont jamais exécuté ce traitement ſur le corps vivant, ils l'ont encore moins imaginé. Mais, où l'ont-ils puiſé?

Dans

Dans les guérisons qu'ils m'ont vu effectuer à l'hôpital, suivant la méthode consignée, page 10 de mon extrait, publié trois mois au moins avant l'impression de leur ouvrage, & qui se trouve encore dans huit observations insérées à la suite de mon travail, sur la morsure de la vipère, méthode qu'ils n'ont pu déguiser assez pour la faire méconnoître, malgré la longue, inutile & dangereuse amplification dont ils l'ont environnée : nous allons le démontrer.

La pustule maligne qui est dure & compacte, & qui oppose souvent beaucoup de résistance au tranchant de l'instrument, ils me l'ont vu diviser en quatre ou en six avec le bistouri, en pénétrant jusqu'au tissu cellulaire qui est par-dessous (1) ; ils ont dit & recommandé la même chose, pag. 216, 223, 227 ; ils m'ont vu introduire dans les incisions du beurre d'antimoine (2), & ils le prescrivent aussi,

(1) *Voyez* page 10 de mon extrait.

(2) *Ibid.*

pag. 220, 223, 227. J'ai mis ſur les inciſions cautériſées de la charpie sèche, & pardeſſus un emplâtre de ſtirax : ici ils ont ajouté à ma méthode, & apparemment pour faire un plus grand délabrement, pour avoir une plaie plus large & longue à guérir ; ils ordonnent encore de petits bourdonnets imbibés du même cauſtique. Ils levent l'appareil quelques heures après, & ce n'eſt qu'à ce ſecond panſement qu'ils mettent le ſtirax. J'applique ſur le gonflement des compreſſes trempées dans une décoction de mauves, de fleurs de ſureau, animée d'un peu d'eau-de-vie (1) ; & quoiqu'ils ſachent très-bien que cette décoction ſimple m'ait toujours ſuffi, ils ont cru qu'il ſeroit plus convenable & plus facile aux gens de la campagne d'en faire une plus compliquée, page 225.

Mais démontrons que ce qu'ils ont ajouté à ma méthode, eſt inutile & dangereux.

Comme ils ont diviſé la tumeur en quatre temps, ils ont partagé la cu-

---

(1) *Voyez* page 10 de mon extrait.

ration en quatre cas, que je vais examiner ſuccintement.

Dans le premier cas, lorſque la puſtule eſt petite, ils conſeillent ſeulement de couper la veſſicule, d'eſſuyer la ſéroſité, & de mettre ſur la tumeur un tampon de charpie ſerré, de la groſſeur d'un pois, imbibé de beurre d'antimoine liquide, ou d'eſprit de ſel concentré. *Voyez* page 220.

Peu aſſurés de l'efficacité de cette application, ils recommandent dans le ſecond cas, page 222, d'examiner s'il ſe forme autour de l'eſcarre qu'ils ont produit une tumeur dure & compacte; s'il s'élève une aréole véſiculaire; s'il ſurvient un gonflement conſidérable.

Ils ne s'expoſeroient point à voir naître ces accidens, ſi, dès le premier moment, ils preſcrivoient les inciſions convenables pour faire pénétrer le cauſtique ſous la tumeur qui exiſte, dès qu'il y a une véſicule. Ils ont donc d'abord conſeillé une pratique inutile, & qui peut obliger à une ſeconde opération.

Les accidens que nous venons de rapporter étant ſurvenus, ils ordonnent de diviſer la tumeur en pluſieurs portions avec la pointe d'un biſtouri ou d'une lancette, d'étendre la ſection un peu au-delà dans les chairs mourantes, & d'emporter avec la pointe des ciſeaux quelques petites portions de l'eſcarre. *Voyez* page 223.

Ce dernier précepte eſt encore abſolument inutile ; mais ſans lui ils n'auroient pu placer commodément le bourdonnet cauſtique, auquel ils ſont ſi fort attachés, & qui peut expoſer à de grands dangers, comme nous l'avons remarqué dans le traitement de la morſure de la vipère.

Dans le troiſième cas, « lorſque » la mortification a pénétré le tiſſu » cellulaire, qu'il y a un engorge- » ment conſidérable à la partie, que » les accidens intérieurs commencent » à ſe déclarer, &c. page 226..... » ſi la tumeur eſt petite, ce qui eſt » le plus ordinaire, on ſe contente de » l'inciſer en quatre, en prolongeant, » dans toute ſon épaiſſeur, la pointe » d'un biſtouri. L'inciſion eſt ſuffi- » ſante, ſi on a diviſé tout le noyau

» infecté, qui est dur & compacte » comme du cuir ».

Voilà donc le seul cas que nous citons encore, où ils aient suivi ma méthode exactement. Mais pourquoi n'emportent-ils pas ici les angles, comme dans le second cas, qui est bien moins grave? Il est difficile d'en deviner la raison, si ce n'est pour mettre une différence dans ce qu'on va lire.

« Mais si la tumeur est plus large » & plus profonde, il faut multiplier » les incisions; on doit même déta- » cher toutes les portions de l'escarre » qui pourroient nuire pour l'appli- » cation du caustique, & empêcher » son action sur le fond & le con- » tour de la tumeur. Cette opération » se fait avec la pointe du bistouri » ou des ciseaux ».

Je demanderai à ces messieurs, comment ils entendent pouvoir faire cette opération, qui me paroît bien difficile de la manière dont ils la présentent? La tumeur est dure & compacte, environnée d'un gonflement qui la surmonte souvent; elle tient par-deſſous au tiſſu cellulaire. Sera-t-il poſſible de ſaiſir les angles qui réſultent des inciſions, & de détacher toutes les portions de l'eſcarre ? Ces angles « auſſi » durs, auſſi compactes, auſſi imper» méables que du cuir » (*V.* page 226), ne réſiſteront-ils pas beaucoup aux inſtrumens les plus acérés ? J'aimerois bien mieux (& ce feroit abſolument la même choſe, qui s'exécuteroit plus aiſément & plus promptement), pratiquer l'extirpation qu'ils proſcrivent un peu plus bas. En ſaiſiſſant la tumeur avec un crochet, on auroit la facilité de la cerner, ce qu'il ne faudroit néanmoins pas faire juſques dans le vif. On toucheroit enſuite le fond de la plaie avec le beurre d'antimoine, pour conſumer les chairs qu'on auroit laiſſée imprégnée du venin.

Toutes ces opérations ſont abſolument ſuperflues ; les inciſions ſuffiſent, pourvu qu'elles diviſent la tumeur d'un côté à l'autre dans pluſieurs ſens, & qu'elles pénètrent dans le tiſſu cellulaire, qui eſt par deſſous, afin que le cauſtique y porte ſon action : l'expérience m'en a convaincu. Mais, quand on n'a jamais fait une opération, & qu'on veut y ajouter, on se livre à l'imagination, & l'imagination égare.

Il me reste le quatrième cas à examiner : j'en dirai peu de chose, parce que de la manière dont je m'y suis pris pour traiter la pustule maligne, je ne lui ai jamais donné occasion de naître. Mais s'il se rencontroit dans ma pratique, je regarderois la gangrène qui environne la pustule comme un bénéfice de la nature, qui a elle-même isolé le point d'irritation, & je traiterois cette gangrène, qui est de toute autre nature que la maladie primitive, suivant les règles de l'art, & suivant les circonstances qui se présenteroient. Je me garderois bien d'appliquer l'esprit de sel avec un pinceau, sur toute l'étendue de l'escarre (*voyez* page 232), parce qu'aucun remède n'agit sur des parties déjà mortes. Je ferois encore moins les incisions jusqu'aux chairs mourantes, dans le dessein seulement d'y porter l'esprit de sel concentré (page 233); je craindrois que ce caustique ne formât de nouveaux points d'irritation, ſuivie d'une inflammation qui ſe termineroit encore par la gangrène. En faiſant prendre intérieurement des remèdes auſſi ſpécifiques, je ferois extérieurement des ſcarifications non ſanglantes, j'appliquerois pardeſſus l'égyptiac délayé dans l'eau-de-vie, (comme le conſeille M. Thomaſſin), ſoutenu d'un appareil chargé de remèdes antiſeptiques, & j'attendrois que la nature ſéparât elle-même le mort du vif, ce qui ne tarderoit pas, & me ſeroit annoncé par le cercle rouge, connu des praticiens. S'il ſe trouvoit des eſcarres gangréneuſes mollaſſes, j'en enleverois à chaque panſement, le plus que je pourrois, pour empêcher l'infection & la réſorption de la matière putride; enfin, ſi le cas étoit des plus graves, je lirois avec attention le §. 24 & les ſuivans du mémoire de M. Thomaſſin, qui a partagé le Prix de l'académie de Dijon, en 1780 : j'y trouverois des préceptes infiniment plus ſages, plus utiles & mieux raiſonnés que ceux que donnent MM. Enaux & Chauſſier.

Je finirai par un article moins important, & que je regarde comme presque indifférent; mais qui prouve le desir que ces messieurs ont de tout s'attribuer. C'est encore l'alkali volatil qu'ils prétendent, page 242, avoir employé intérieurement les premiers dans le traitement de la pustule maligne. Quant à ce dernier objet, il n'est pas plus difficile de les convaincre d'erreur, que dans ceux que j'ai examinés. Il n'y a qu'à consulter mes observations sur la rage; voici ce qu'on y lit, page 47 : « j'ai » étendu l'usage de ce médicament, » (l'alkali volatil) dans un autre » genre de blessure vénéneuse, dans » la pustule maligne de Bourgogne, » qui n'est autre chose que le dévelop- » pement d'un ferment putride, dé- » posé sur la peau par un insecte, & » depuis environ dix ans, je n'ai vu » mourir aucun des malades à qui je » l'ai fait prendre ». Ces messieurs ont vu mon ouvrage dans le temps, & n'ont fait aucune réclamation.

Mais, où aurois-je pu prendre d'eux l'usage de ce remède dans la pustule maligne? Ils ne m'ont jamais appellé en consultation pour cette maladie, & je ne la leur ai jamais vu traiter. Employé à l'hôpital plusieurs années comme survivancier, devenu titulaire deux ans, au moins, avant M. Enaux, c'est-là où j'en ai fait les premiers essais, qui ne m'ont certainement été inspirés par personne. Ce ne peut pas être M. Chaussier qui me l'ait indiqué. Il s'applique à tant de sciences, à tant de travaux différens, dont quelques-uns sont si opposés à l'exercice de la chirurgie, qu'on doit présumer qu'il lui reste trop peu de temps, pour être en état de donner des conseils de pratique à ses confrères, & surtout à ses anciens.

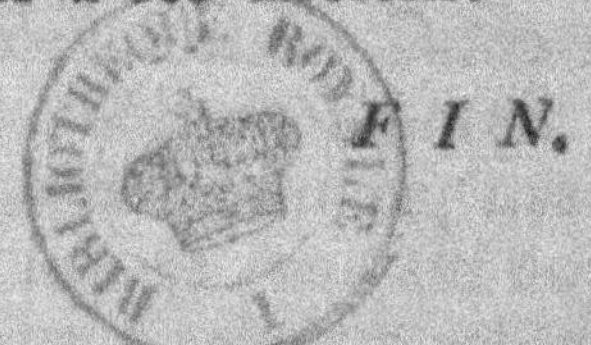

FIN.

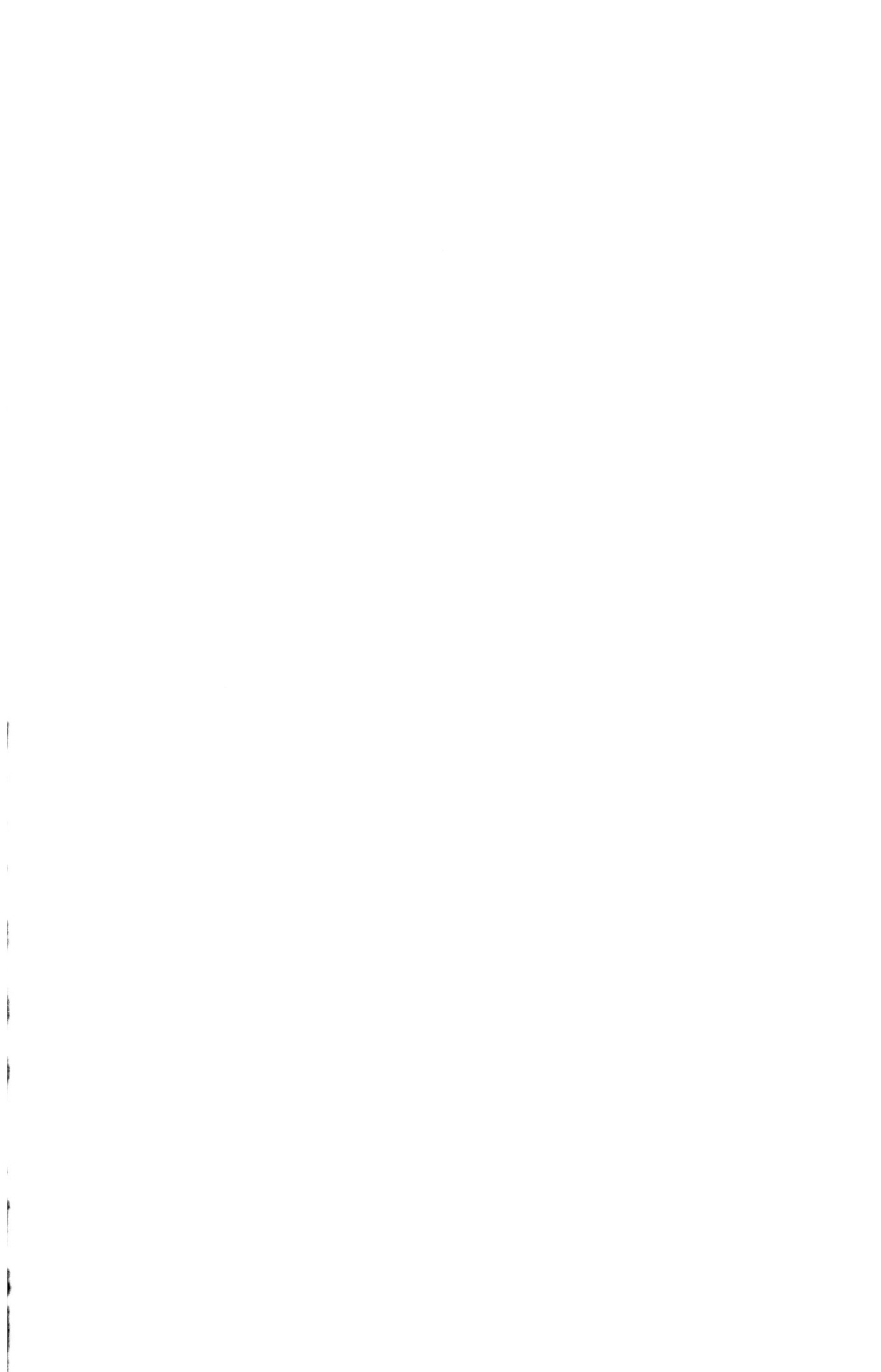

www.ingramcontent.com/pod-product-compliance
Ingram Content Group UK Ltd.
Pitfield, Milton Keynes, MK11 3LW, UK
UKHW020345180726
13839UKWH00002B/936

9 782329 259512